OBSERVATIONS THÉORIQUES ET PRATIQUES,

Sur l'Amollissement des Os, en général; & particuliérement sur celui qui a été observé dans la Femme Supiot, *dont l'Histoire a été communiquée à la Faculté de Médecine de Paris, en 1752.*

Par M. Navier, Docteur en Médecine, Correspondant de l'Académie Royale des Sciences de Paris, &c.

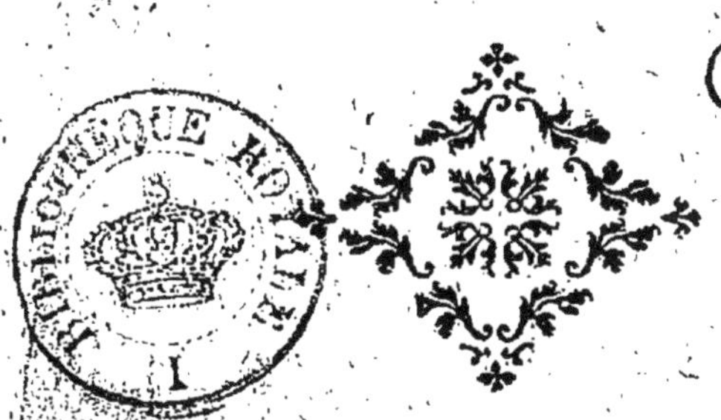

A PARIS,
De l'Imprimerie de Delaguette, rue Saint Jacques, à l'Olivier.

M. DCC. LV.
Avec Approbation & Privilége du Roi.

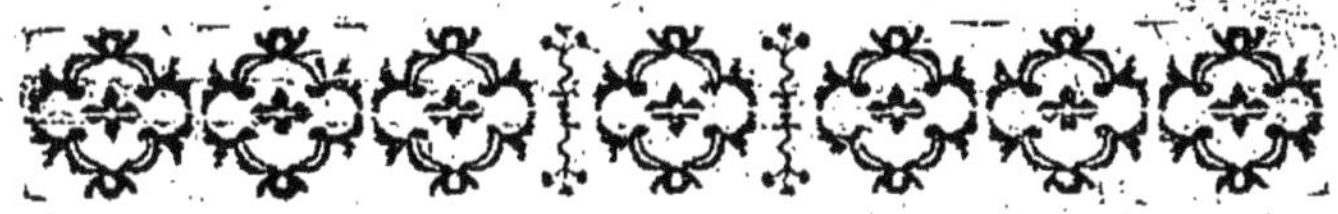

AVERTISSEMENT.

L'Ouvrage que l'on met au jour, a été envoyé à l'Académie Royale des Sciences, le 14 Janvier 1753. La répétition que l'Auteur a voulu faire des expériences dont on y rend compte, en a différé l'impression. On auroit crû manquer au Public, si l'on se fût pressé de les annoncer, avant de les avoir bien constatées.

OBSERVATIONS THÉORIQUES ET PRATIQUES,

Sur l'Amolliſſement des Os en général, & particuliérement ſur celui qui a caractériſé la Maladie extraordinaire de la Femme SUPIOT.

NOUS ſommes redevables à M. Morand, Docteur, Régent de la Faculté de Médecine de Paris, de l'Hiſtoire intéreſſante d'un Ramolliſſement des Os, dont il s'eſt préſenté un exemple bien frappant, dans une femme morte à Paris le 9 Novembre de la préſente année 1752. L'Auteur y eſt entré dans des détails très-circonſtanciés ſur ce phénomene (*a*).

(*a*) Voyez *Journal des Sçavans*, Décembre, premier Volume 1752.

Je ne m'étendrai point ſur la cauſe phyſique des accidens qui concernent particuliérement les muſcles ; il me ſuffit d'être certain que la maladie de ladite Supiot conſiſtoit principalement dans un ramolliſſement des os preſque général, mais plus ou moins conſidérable dans quelques-uns, ou dans différentes régions de ces parties.

Toute extraordinaire que paroiſſe cette maladie, elle n'a cependant rien que de commun avec celles du même caractere, que nous ont rapportées divers Auteurs, ainſi que M. Morand l'a remarqué. La ſingularité de celle-ci dépendoit donc d'une diſtribution fortuite du virus, qui ayant porté irréguliérement ſon action ſur certains os & certains muſcles, y avoit occaſionné, par une violence étonnante, des rétractions & des renverſemens, leſquels, en ſuivant néceſſairement la poſition & le jeu mécanique des léviers muſculaires, ont dû réduire la Malade dans l'état contre-nature décrit par M. Morand (*a*). Il eût cependant été utile que l'on ſe fût aſſuré par un ſcrupu-

(*a*) M. de la Vallée, Médecin à Craon en Anjou, a communiqué, par la voie du Journal de Verdun, quelques Remarques ſur cette maladie.

leux examen, de l'état des muſcles qui ont été mis en jeu, pour favoriſer la courbure & le déplacement des os les plus forts de la charpente humaine, ainſi que du degré d'altération qui doit, en pareil cas, ſe rencontrer dans les uns & les autres. De telles recherches ne peuvent être mieux confiées qu'aux ſoins de M. Morand, qui ſe propoſe de continuer ſes recherches. En attendant, je vais rendre compte des réflexions que ſon Obſervation m'a donné lieu de faire ſur cette fâcheuſe maladie (*a*).

M. Morand penſe que l'on pourroit regarder la maladie de ladite Supiot,

(*a*) M. Morand a publié une Hiſtoire complette de cette maladie, en Décembre 1752, à laquelle il a joint une gravûre, pour donner une idée de la courbure des os des extrêmités; elle a été imprimée chez Quillau, &c. Ce zélé Médecin y ſatisfait à tout ce que l'on pouvoit attendre d'un exact & ſcrupuleux Obſervateur. Il n'a point, à la vérité, parlé des déſordres arrivés dans les muſcles, mais il a porté toutes ſes vûes ſur le délabrement des os, comme ſur ce qu'il y avoit de plus important pour la pratique. M. Morand le pere, dont les rares talens ſont connus, doit auſſi donner quelque choſe à l'Académie Royale des Sciences ſur l'état des os de ladite Supiot.

comme un *Rachitis scorbutique*; elle paroît être à M. de la Vallée *un virus de nature scorbutique, ou au moins un autre virus inconnu quelconque*. On ne peut en effet disconvenir que les symptômes dont cette singuliére maladie est accompagnée, ne tiennent du Rachitis & du Scorbut (*a*). Les levains rachitiques ont cela de particulier, qu'ils portent principalement leur action sur les os, ou sur les parties qui les avoisinent de plus près, tels que les ligamens, le périoste, &c. d'où proviennent les foiblesses de membres, les luxations naturelles, les exostoses, enfin les amollissemens, & souvent la carie des os. Mais de quelle nature pourroient donc être les levains rachitiques, pour occasionner dans les os des altérations & des changemens, tels que ceux que l'on a observés dans la maladie de ladite Supiot, ou dans d'autres de cette espéce,

(*a*) Quoique nos Auteurs paroissent n'admettre le Rachitis que dans la plus tendre enfance, cependant l'amollissement, les courbures & dépérissemens des os, à tel âge & sur tels Sujets que ces accidens puissent arriver, sont des symptômes qui paroissent tenir du Rachitis, à moins qu'ils n'ayent pour principe un Virus Aphrodisiac; mais ladite Supiot n'a jamais rien déclaré qui pût faire soupçonner en elle ce dernier vice.

dont l'amolliſſement étoit peut-être encore plus général & plus conſidérable ? Seroient-ils *aceſcens*, *alkaleſcens*, ou de toute autre nature ? la ſolution d'un tel problême paroît bien importante, puiſque de-là dépendent une infinité de guériſons. Voici des expériences qui paroiſſent réſoudre la queſtion ; je les ai faites avec toute l'attention que demandent des faits auſſi intéreſſans pour la pratique de la Médecine : ſi le caractere de ces levains étoit une fois développé & bien connu, on ne ſeroit pas ſi embarraſſé dans le choix des remédes propres à les combattre.

Pour procéder avec ordre dans l'examen auquel je veux m'arrêter, j'ai mis dans un petit flacon douze gouttes d'eſprit de nitre, avec demie once d'eau de pluie filtrée, qui a acquis une ſaveur acidule aſſez légére ; j'ai ajouté dans ce flacon une eſquille d'os de la cuiſſe d'un liévre, dépouillée de toute pellicule, peſant 4 ou 5 grains (*a*). J'ai obſervé les mêmes proportions avec une pareille eſquille d'os, avec l'eſprit de ſel & l'eau de pluie ; cette eau a priſe une ſaveur aigrelette. J'ai procédé de même à tous

(*a*) Il faut remarquer que cet os de la cuiſſe du liévre eſt extraordinairement dur.

égards, avec de l'esprit de vitriol, dont le mêlange est devenu acidule. J'ai mis dans un quatriéme flacon une semblable esquille d'os du même poids, douze gouttes d'esprit volatile ammoniac, & demie once d'eau de pluie, qui a contracté une saveur alkalino - volatile très supportable. J'ai pris enfin les mêmes précautions avec l'huile de Tartre par défaillance, de l'eau de pluie, & une esquille du même os, chaque expérience se trouvoit ainsi enfermée séparément dans un petit flacon exactement bouché & numéroté. J'ai ensuite exposé ces 5 flacons sur le banc de sable à la chaleur la plus foible de l'incubation, que l'on a eu soin d'entretenir au même degré pendant 5 jours. Ce tems expiré, j'ai examiné l'action des différentes liqueurs sur les esquilles. Voici les produits de mes Observations, dont il sera aisé de tirer des conséquences utiles & applicables à l'exercice de notre Art.

1o. L'esquille que j'avois mise dans l'eau imprégnée d'esprit de nitre, étoit réduite à un très petit volume, de couleur jaunâtre, & de la consistence d'une bouillie un peu épaisse. Je versai sur l'eau qui étoit très-claire, quelques gouttes d'un alkali fixe, il parut alors de petits flocons blancs nageans dans l'eau ; mais ayant agité la bouteille, cette eau devint à l'instant laiteuse, & forma un *coagulum* léger, qui s'est précipité dans l'espace de vingt-quatre heures, sous la forme d'un sédiment blanc jaunâtre, qui occupoit environ la moitié de la liqueur qui l'avoit produit. Toutes ces circonstances annoncent qu'il y avoit beaucoup de substance osseuse de dissoute par cette eau acidule.

2°. L'esquille qui avoit été dans l'eau animée d'esprit de sel, étoit réduite en petits lambeaux très-blancs & extrêmement mols. Je versai sur l'eau qui étoit claire, quelques gouttes d'huile de Tartre *per deliquium*, & en agitant la bouteille, le mélange prit la forme d'un *coagulum* blanc très-épais, qui s'est précipité comme celui de l'expérience précédente ; mais il étoit plus abondant, plus blanc, & paroissoit gypseux à sa superficie, ou couvert de petites écailles luisantes (*a*) ; ce que le *coagulum* provenant de l'eau ni-

(*a*) Plus la matiére du *coagulum* s'affaissoit, plus elle paroissoit luisante ou talqueuse. Cet effet ne seroit-il point produit par une réunion de la matiére osseuse, qui affecteroit de se raprocher en lames comme elle y étoit dans son origine, & cela par une sorte de crystallisation animale, ou de rapport inné ? Cette question ne peut être exa-

treuſe ne préſentoit pas bien diſtinctement. La conformité de ce ſédiment blanc, gypſeux & abondant, avec celui que dépoſoit l'urine de ladite Supiot, fait aſſez ſentir que l'un & l'autre étoient de même nature (*a*). Ce réſultat démontre que l'eau chargée d'eſprit de ſel, amollit & diſſout les ſubſtances oſſeuſes plus promptement & plus parfaitement que celle qui étoit acidulée par l'eſprit de nitre.

3o. L'eſquille qui avoit été miſe dans l'eau aiguiſée par l'eſprit de vitriol, étoit auſſi diſſoute, mais d'une façon bien différente ; car toute la ſubſtance oſſeuſe étoit réduite en poudre blanche & très-

minée plus ſcrupuleuſement, ni plus utilement que par M. Duhamel, qui a fait de profondes recherches ſur la Nature & la formation des os.

(*a*) M. Morand dit poſitivement que le ſédiment que dépoſoit l'urine de cette malade, étoit *de nature gypſeuſe*, p. 17. de l Hiſtoire de la maladie. Il ajoute que ce ſédiment étant ſéché, ſe diſſolvoit avec une effervescence conſidérable dans les acides minéraux & végétaux. Ce qui annonce que les parties oſſeuſes avoient acquis un nouveau dégré d'exſiccation, qui les rendoit, ainſi que les coquilles d'œufs, propres à être diſſoutes avec effervescence par le vinaigre diſtillé ; ou que ce ſédiment participoit auſſi de molécules terreuſes chariées avec l'urine.

fine, déposée au fond du flacon ; l'eau décantée de dessus cette poudre, étoit claire, & a très-peu précipité par l'huile de tartre. Cet examen prouve que l'acide vitriolique a moins d'action sur les os que les autres acides minéraux.

4°. L'esquille qui avoit séjourné dans l'eau chargée d'alkali volatile, n'avoit rien perdu de sa dureté, ni de son volume, non plus que l'esquille qui avoit été dans l'eau imprégnée d'alkali fixe.

Quoique les acides minéraux employés dans les expériences précédentes, ayent été très-étendus, ils m'ont cependant encore paru un peu éloignés par leur force & leur activité, de ceux qui peuvent dominer dans nos liqueurs ; ce qui m'a déterminé à de nouvelles recherches sur des acides plus doux : pour cet effet, j'ai porté mon travail sur le vinaigre, en procédant comme il suit.

J'ai mis dans un petit flacon environ deux gros de vinaigre distillé fort foible, & une esquille d'os de cuisse de liévre. On a ensuite exposé ce flacon à la chaleur de l'incubation pendant 8 jours : au bout de ce tems, l'os s'est trouvé jaune & souple comme de la baleine fort mince (*a*); il paroissoit avoir perdu très-peu de sa sub-

(*a*) Dans l'examen du cadavre de ladite

ſtance : cependant ayant verſé ſur le vinaigre où il avoit ſéjourné, un peu d'alkali fixe, il s'y eſt formé un *coagulum* blanc, qui s'eſt dépoſé dans l'eſpace de quelques jours, ſous la forme d'un ſédiment aſſez conſidérable, & qui étant examiné au ſoleil, paroiſſoit être compoſé d'une infinité de cryſtaux plats extrêmement fins. Il paroît donc démontré par-là que des acides très-foibles, tels que celui des végétaux, ont le pouvoir d'amollir les os. Je penſe toutefois que l'amolliſſement des os de la femme Supiot, étoit produit par un acide qui tenoit plus du minéral que du végétal, par les raiſons que je déduirai ci-après, ſur-tout ſi l'on envisage que certains os de la malade avoient ſoufferts une perte de ſubſtance conſidérable (*a*); ce qu'un acide végétal ne paroît pas capable de produire auſſi completement qu'un acide minéral, tel que le nitreux ou le marin.

Supiot, on a obſervé que *les phalanges étoient ſouples & élaſtiques comme de la baleine*, v. p. 76. de la brochure de M. Morand. Cette expreſſion qui rend parfaitement l'effet obſervé dans mon expérience, ſemble indiquer naturellement la véritable cauſe de l'amolliſſement des os.

(*a*) Voyez le rapport de l'ouverture du cadavre par M. Morand, pag. 72, 73.

Mais ce n'étoit point assez de connoître l'action des acides minéraux & végétaux sur les substances osseuses, il me paroissoit encore plus important de sçavoir si l'acide animal qui se trouve naturellement dans les liqueurs humaines pouvoit avoir quelque action sur les os, dès le moment qu'il commence à se déveloper. M. Malouin, en nous annonçant que les acides animaux amollissent & dissolvent les os les plus durs, dit : *On peut en faire l'expérience avec du lait aigre, il suffira pour s'en convaincre de mettre un os, ou même de l'yvoire à tremper dans du petit lait* (*a*). Fondé sur l'exactitude de ce sçavant Médecin, j'avois adopté son sentiment avec d'autant plus de confiance, que je venois de voir un effet sensible de l'acide végétal sur ces mêmes substances, & que d'ailleurs le petit lait aigre me paroissoit renfermer effectivement un acide suffisant, quoique fort foible, pour opérer quelque altération sur les parties osseuses. Cependant comme il est toujours utile de travailler d'après les grands hommes, j'ai entrepris l'expérience que propose notre Académicien.

Pour cet effet, j'ai filtré par le papier

(*a*) Voyez sa Chymie Médicinale, tom. 1. pag. 77.

gris, du petit lait provenant d'égoutures de fromage, lequel *ferum* avoit une odeur & une faveur acidule. J'ai mis deux onces de ce petit lait clarifié dans une bouteille, avec une esquille d'os de cuiffe de mouton (*a*) bien lavée & dépouillée de toute membrane; enfuite on a expofé à la chaleur de l'incubation la bouteille exactement bouchée. Le 8e. jour l'os s'eft trouvé auffi blanc qu'avant d'être mis en expérience, & n'étoit en aucune façon amolli ni attendri. J'ai remis cet os avec le même petit lait, qui avoit encore une légere faveur aigrelette, & l'ai expofé de nouveau à une chaleur un peu plus forte. Vingt-quatre jours après l'os avoit contracté une couleur de tan, mais il n'étoit nullement amolli, & paroiffoit n'avoir rien perdu de fa fubftance. Le petit lait où cet os avoit été en macération avoit acquis une légére odeur vineufe, & a précipité confidérablement par l'huile de tartre, formant enfemble une efpéce de *coagulum*, dont il exhaloit une légére odeur urineufe volatile. Je crus d'abord que ce fédiment pouvoit venir d'une diffolution infenfible de fubftances offeufes; mais je fus bien-tôt

(*a*) N'ayant point pour lors d'os de cuiffe de liévre.

détrompé, lorsqu'en versant du même alkali sur du petit lait clarifié, où il n'y avoit point eu d'os en digestion, je vis qu'il s'y formoit absolument le même sédiment (*a*).

Cette expérience paroissoit détruire ce qu'avoit avancé M. Malouin sur l'amollissement des os & de l'yvoire, par l'acide animal du petit lait, & l'opinion que je m'étois formée sur la propriété dissolvante de cet acide. Mais étant très-persuadé d'un autre côté que la moindre altération dans les circonstances d'une expérience, est capable d'en empêcher la réussite; que d'ailleurs le sentiment des grands Maîtres doit avoir assez de poids pour n'être pas contredit légérement; tout cela, dis je, m'a fait soupçonner que le dépouillement de trop de parties osseuses, par la clarification du petit lait que j'a-

(*a*) J'observerai ici en passant, que le petit lait naturel & clarifié, sur lequel j'avois versé de l'alkali fixe, a contracté dans l'espace d'environ un mois, une odeur vineuse, approchant fort de celle qu'acquiert le suc de coins fermenté. J'ajouterai qu'en versant l'alkali fixe sur ce *serum*, il ne s'en est échapé aucune odeur volatile urineuse. Ainsi les vapeurs alkalines, qui se sont élevées du petit lait où avoit séjourné l'os de cuisse de mouton pendant un mois, donnent lieu de croire que le petit lait avoit extrait quelques substances de cet os.

vois employé, & l'odeur vineuſe qu'il avoit contracté, étant expoſé à une chaleur apparemment trop forte, avoient pû empêcher le développement de ſon acide, & conſéquemment l'amolliſſement des os qui y avoient été en expérience. D'après ce raiſonnement, j'ai réitéré l'expérience avec les modifications ſuivantes.

J'ai pris du petit lait fort clair, mais tel qu'il étoit ſorti de deſſous les fromages que l'on met égouter, me contentant de le paſſer à travers un linge, pour en ſéparer quelques parties caſeuſes groſſiéres dont il étoit chargé. Dans cet état, ce *ſerum lactis* étoit très-doux; ce qui me détermina à le laiſſer cinq ou ſix jours dans une bouteille débouchée, avant d'y ajouter des eſquilles d'os, afin qu'il contractât un peu d'acidité. Effectivement au bout de ce tems, j'y reconnus une légére odeur aigre, qu'il n'avoit point auparavant; alors je jettai dans environ une once de ce petit lait, une eſquille d'os de cuiſſe de liévre, je bouchai la bouteille avec du linge, obſervant de pratiquer au bouchon une petite rainure, pour qu'il eût un peu de communication avec l'air extérieur, & éviter par-là une fermentation vineuſe. J'ai mis dans cet état la bouteille à une chaleur inférieure à celle que j'avois employée pour l'expérience précédente, toujours dans l'intention de m'oppoſer au développement vineux du petit lait. J'ai obſervé abſolument les mêmes circonſtances avec un petit morceau d'yvoire.

Après un mois révolu, j'ai vû avec une extrême ſatisfaction, que l'eſquille d'os, ainſi que le morceau d'yvoire, étoient conſidérablement amollis, & autant que le pourroit être un morceau de corne de lanterne qui auroit trempé dans l'eau pendant vingt-quatre heures; l'eſquille d'os paroiſſoit même plus amollie que le morceau d'yvoire, & n'avoit preſque point changé de couleur, au lieu que l'yvoire étoit un peu jauni. J'avois en même-tems ſoumis à un pareil examen & avec les mêmes attentions, une eſquille du même os & un morceau d'yvoire, dans du petit lait pareil au précédent, mais ſans l'expoſer à aucune chaleur. Au bout d'un mois l'eſquille d'os & le morceau d'yvoire n'étoient amollis que très-ſuperficiellement, auſſi le petit lait n'avoit-il pas à beaucoup près une ſaveur auſſi aigre que celui des deux autres expériences, qui avoient été expoſées à une douce chaleur.

Pendant le même intervalle de tems, j'avois mis une esquille du même os & un morceau d'yvoire dans environ deux onces d'eau de pluie filtrée, afin de m'assurer si la simple macération dans une eau bien pure ne suffiroit pas pour amollir les substances osseuses ; mais ni l'os, ni l'yvoire ne se sont trouvés en aucune façon amollis, sinon que leur superficie paroissoit un peu moins dure sous l'ongle.

Les deux premiéres expériences sur l'os de cuisse de liévre & sur l'yvoire, ont formées un précipité considérable par le moyen de la liqueur de nitre fixé ; mais on ne peut en conclure que ce précipité étoit entiérement le produit des parties de l'os ou de l'yvoire dissoutes ; puisque le petit lait bien pur fournit également un dépôt, avec une liqueur alkaline fixe, ainsi que je l'ai observé ci-dessus.

Pour m'assurer s'il n'y auroit point eu d'autre cause qui ait pû empêcher l'amollissement de l'os de cuisse de mouton dont j'ai déja parlé, que le défaut de développement d'acide dans le petit lait, j'ai mis dans du nouveau *serum lactis* aigre, une esquille de cet os, j'ai exposé la bouteille qui la renfermoit, à une chaleur fort douce, observant de laisser une communication avec l'air extérieur, pour les raisons que je viens de déduire. Au bout de seize jours cette esquille s'est trouvée sensiblement amollie à l'extérieur; mais vingt-six jours après elle ne l'étoit guéres davantage : ce qui donne lieu de croire que l'os de cuisse de mouton est beaucoup plus dur que celui de cuisse de liévre & que l'yvoire. Le petit lait dans lequel avoit macéré pendant quarante-deux jours l'os de cuisse de mouton, avoit une odeur urineuse assez forte; ce qui peut avoir empêché l'os de s'y amollir un peu davantage : mais cette odeur est devenue très-vive par l'addition de la liqueur de nitre fixé. J'étois fondé à croire que ces vapeurs urineuses venoient de la substance osseuse de mouton; cependant pour qu'il ne me resta aucun doute, j'ai mis du même petit lait dans une bouteille bien bouchée avec du liége, & l'ai exposé pendant quarante jours à un pareil dégré de chaleur. Ce tems révolu, le petit lait avoit une odeur & une saveur fort aigre, & n'a laissé échaper aucune odeur volatile, en y versant de la liqueur alkaline de nitre fixé. J'avois mis aussi une esquille d'os de cuisse de mouton dans du petit lait pareil au précédent, sans l'exposer à aucune chaleur : au bout de quarante-deux jours, il y avoit une ou deux petites lames de l'os amollies, & le reste fort dur ; le petit lait n'avoit contracté aucune odeur volatile urineuse ; la liqueur même de nitre fixé n'a pû y en faire appercevoir. Je n'ai point observé d'odeur volatile urineuse dans aucune des expériences faites avec le petit lait & les esquilles d'os de cuisse de liévre, même par l'addition d'un alkali fixe. Cette particularité semble mériter des attentions.

Il faut donc conclure de ces différentes observations avec M. Malouin, que l'acide animal a la propriété d'amollir les substances osseuses les plus dures ; ainsi l'on ne doit point être surpris si celui qui rouloit dans les humeurs de ladite Supiot, se trouvant animé par la prodigieuse quantité de sel marin qu'elle avoit mangé pendant sa vie, & qu'elle prenoit encore journellement dans sa derniére maladie, a pû amollir & fendre une partie de ses os.

Ruisch rapporte une observation qui donne un nouveau poids à ce que j'avance ici sur l'amollissement des os ; il dit positivement qu'une liqueur dans laquelle il conservoit un fœtus, étant devenue trop acide, les côtes de ce fœtus s'amollirent au point qu'on pouvoit non - ſeulement les fléchir en tous ſens, mais encore y faire des nœuds comme à des ficelles (*a*).

Les différens procédés que je viens de détailler, ſont donc autant de preuves démonſtratives que les levains rachitiques qui amolliſſent les os ſont aceſcens (*b*).

(*a*) V. Theſaur. anatomic. Ruiſch. 4°. n°. 38.

L'obſervation de ce célébre Médecin, qui avoit trouvé le ſecret merveilleux de conſerver d'une façon inaltérable des piéces anatomiques, nous donne lieu de penſer qu'il faiſoit entrer quelque acide dans ſes liqueurs préſervatives.

(*b*) Les nouvelles expériences que M. de Reaumur a faites, pour connoître le caractére des levains digeſtifs, qui ſe rencontrent dans les oiſeaux de proye, & qui réduiſent les os en bouillie, pourront répandre un nouveau jour ſur la nature du diſſolvant des os, & fournir des moyens propres, pour développer une infinité de fonctions très-cachées de l'Œconomie animale; ſur-tout lorſque ce grand Naturaliſte les aura portées auſſi loin qu'il ſe l'eſt propoſé. Il y a lieu de préſumer que notre illuſtre Académicien fera violence à ſon caractére de douceur, & qu'il ſacrifiera en faveur de l'humanité, quelques - uns de ces animaux carnaciers, pour ſçavoir ſi leur eſtomac n'auroit point une ſtructure qui lui permît d'agir ſur les os, à peu près comme le fait le digeſteur de Papin; ce qui conjointement avec les ſucs digeſtifs d'un certain ca-

Mais à quelle classe d'acides pourroit-on les rapporter? Il paroît que c'est particuliérement à celle de l'acide marin, parce que ce sel est celui qui domine dans les animaux, & particuliérement dans l'homme; ce qui se peut démontrer par une foule d'expériences sur lesquelles je n'insisterai pas. Il suffit de sçavoir que le sel marin qui se rencontre abondamment

ractère, réuniroit toute la puissance nécessaire, pour réduire les os en bouillie.

Mais pourquoi certaines matiéres végétales, telles que l'orge, &c. ne seroient-elles pas également digérées dans l'estomac des oiseaux de proye, comme le sont les os, ainsi que l'a éprouvé M. de Reaumur? cela viendroit-il de ce que l'air étant plus condensé dans les os & dans les substances animales en général, que dans les végétales, il se développeroit dans ces premieres avec assez de force, pour en soulever les parties intégrantes qui le retenoient emprisonné, & qu'alors le suc digestif y trouvant un libre accès, s'y insinueroit facilement; ce qui ne pourroit opérer sur les substances végétales, parce que le même air y seroit retenu plus superficiellement, ou en moindre quantité: ou enfin y auroit-il quelque rapport caché entre certains sucs digestifs, & des nourritures particuliéres, ainsi que l'on en voit entre une infinité de substances, dont le méchanisme est entiérement ignoré? Ce sont autant de problêmes, dont la solution ne pourra échaper à la sadans nos nourritures, après avoir éprouvé mille & mille sortes de cohobations dans nos liqueurs, devient ammoniacal en se combinant avec elles; & que si sa partie acide vient à dominer & à se trop développer, elle sera capable d'opérer sur les os des amollissemens, des dissolutions, & enfin de les réduire dans une sorte de liquamen (*a*). Cet acide trop développé ou trop exalté dans les liqueurs humaines

gacité & aux scrupuleuses recherches de M. de Reaumur.

(*a*) J'ai sçu depuis mon Ouvrage fini, que ladite Supiot mangeoit pendant la derniére année de sa vie, environ une livre & demie de sel marin par jour; ce qui seroit difficile à croire, si ce fait n'étoit attesté par des personnes dignes de foi. Cette circonstance confirme de plus en plus mon opinion. On a même été informé, ainsi que le rapporte M. Morand, que cette femme, dès sa jeunesse, a toujours *consommé beaucoup de sel*, & *que n'ayant que seize ans, elle en a quelquefois mangé jusqu'à demie livre par jour*. Il est aisé de juger combien d'accidens a dû produire une quantité de sel si prodigieuse, en s'exaltant dans le sang, & que les maux que cette personne a éprouvés pendant toute sa vie, tels que les Fluxions, les Douleurs vagues, les Erésipeles opiniâtres, les Rhumatismes universels, &c. procédoient de cette unique cause; voyez l'ouvrage de M. Morand, page 89 & suivantes.

feroit capable de troubler la nature dans ses fonctions, si elle n'étoit toujours attentive à ce qui peut lui nuire, comme à ce qui peut lui être utile. Mais afin de s'opposer aux désordres qui résulteroient infailliblement des levains *acescens* qui se rencontrent toujours dans nos liqueurs, elle sçait mettre à profit les sucs onctueux que fournissent nos nourritures. En effet ces sucs balsamiques, au moyen de leur affinité avec les acides, se chargent en roulant dans les vaisseaux de toute l'ascescence dominante dans nos humeurs, & forment par cette combinaison une substance huileuse, qui étant déposée dans différens réservoirs par la voie des sécretions, est employée à donner de la ductilité & de la souplesse à tous les ressorts de notre individu, à procurer aux articulations la liberté de leurs mouvemens, &c. Qui ne reconnoîtra dans une conduite si sage, comme dans celle qui s'observe pour toutes les fonctions de l'Œconomie animale, l'œuvre du Tout puissant?

Ces mêmes levains *acido - rachitiques* dont nous venons de développer la nature, auront peu d'action sur les chairs, à cause de la mollesse de ces parties & de l'humide dont elles sont toujours pénétrées ; mais ils occasionneront une fonte ou colliquation dans les liquides, & lorsqu'ils seront une fois engagés dans les os, & que les parties aqueuses qui les y auront chariés en auront été dissipées, soit par la chaleur ou le mouvement, soit par la résorbtion, alors les molécules acescentes se rapprochant de plus en plus, agiront sur la substance osseuse avec toute l'intensité dont elles peuvent être capables, & y opéreront les différens effets que l'on observe dans le Rachitis. *Infantibus ille nunquam connatus, rarò ante nonum ætatis mensem, vix unquam post biennium vitæ, sed spatio hoc medio frequens, accidit* (*a*). On peut donc lui assigner pour cause prochaine & efficiente, des levains acides de leur nature.

Cette maladie n'attaque communément que les enfans depuis neuf mois jusqu'à deux ans, & rarement au dessous & au dessus. Cependant lorsque nous voyons à peu près les mêmes symptômes dans les personnes d'un âge fait, ne sommes-nous pas bien fondés à croire qu'ils y sont déterminés par la même cause ? Cette cause à la vérité ne peut

(*a*) Boerhaave Aphor. 1481. p. 274.

manquer de présenter quelque variété, qu'une infinité de circonstances occasionnent, & qui dépend ou de la nature des solides, ou de celle des fluides, &c.

Quoique Boerrhaave ne fasse remonter l'origine du Rachitis que vers le milieu du seiziéme Siécle, il n'est pas moins constant que des Auteurs plus anciens en ont eu au moins connoissance, & nous en ont laissé dans leurs Ecrits des Tableaux, où l'on ne peut méconnoître cette maladie, quoiqu'ils ne la désignent pas sous le nom de Rachitis (*a*).

Les levains scrophuleux qui se rencontrent particuliérement chez les enfans, n'auroient-ils pas beaucoup de rapport avec ceux qui forment la maladie nommée Rachitis ? Si l'on examine les effets des uns & des autres, on y reconnoîtra beaucoup d'analogie ; ensorte que les levains scrophuleux paroissent être proprement les mêmes que les rachitiques un peu altérés ou dégénérés par des combinaisons particuliéres, qui proviennent ou de la différence de l'âge, ou des nourritures, ou même de l'air. Je dis de l'air, parce que j'ai observé constamment que de tous les enfans de cette

(*a*) V. Baptist. Theodose, Epistol. XLII. imprimé à Basle en 1553. *in*-12.

ville

ville (*a*) qui ſont attaqués de maladies ſcrophuleuſes, ce ſont particuliérement ceux qui travaillent aux Manufactures de laine, & ſur-tout les cardeurs. Il eſt bon de ſçavoir que l'air de ces endroits eſt gras & ſuffocant, au point que les perſonnes qui n'en ont pas contracté l'habitude, ne peuvent y reſter long-tems : c'eſt ce que mon état m'a mis dans le cas d'éprouver bien des fois. En réfléchiſſant à la nature de cet air infecté, on reconnoîtra combien il eſt capable de produire chez les enfans des maladies ſcrophuleuſes, ou quelqu'autre qui tiendroit de ce caractére.

Pour concevoir les mauvais effets que peut produire cet air fétide, il eſt eſſentiel d'obſerver, que pour carder la laine de nos Manufactures, il faut qu'elle ſoit imbibée & pénétrée d'huile graſſe de navette, & que les outils dont on ſe ſert pour cela, ſoient toujours expoſés à la chaleur ſur des fourneaux faits exprès ; on ſent bien que la laine ainſi échauffée, exhale ſans ceſſe des vapeurs huileuſes, qui rempliſſent les lieux où l'on fait ce travail.

Les ouvriers qui n'ont d'ordinaire pour toute habitation que la Manufac-

(*a*) Châalons ſur Marne.

ture, éprouvent donc d'abord inévitablement un défaut de transpiration, parce que l'air qui les environne étant chargé de parties huileuses, bouche une partie des pores cutanés : aussi ces artisans ont-ils le corps luisant & plein de crasse. Le même air en passant dans le sang par l'inspiration, &c. y porte des parties grasses chargées d'un acide à demi développé qui infecte toutes les liqueurs d'un *glutinosum & fœtidum pingue*, dont le propre est d'épaissir la limphe, & de lui imprimer un caractére de causticité, qui attaquera les substances osseuses, membraneuses, glanduleuses, &c. qui les détruira d'autant plus sûrement, qu'on laissera consommer le mal, avant d'y appliquer les remédes nécessaires ; ou selon qu'on se contentera de confier le soin de guérisons aussi épineuses, à quelques Empyriques ; ou enfin, que le Malade se dégoûtera des Médecins sages & éclairés, comme c'est l'ordinaire, dans les maladies chroniques ; ce ne sera qu'en suivant à tems & à propos les causes & les indications, que l'on pourra espérer de voir ce mal si opiniâtre de sa nature, ceder à l'efficacité de l'art. Je puis parler ici d'après l'expérience (*a*).

(*a*) Pour obvier aux funestes accidens oc-

Mais ſi les levains rachitiques que nous venons de voir jouer un nouveau rôle, tardent à ſe développer juſques dans un âge avancé, ou même qu'ils y prennent naiſſance, c'eſt alors qu'ils auront une liaiſon plus intime & un rapport plus parfait avec les levains ſcorbutiques d'un certain caractére : peut-être même que ces derniers donneront naiſſance aux premiers. Alors agiſſant comme de concert ils occaſionneront ſouvent des accidens, qui ſe maſquant les uns les autres, pourroient induire à erreur les plus habiles Médecins, s'ils n'apportent beaucoup d'attention dans leur pratique.

Qu'aux trois ſortes de virus dont je viens de parler, on y joigne les vénériens & qu'on les enviſage, ſoit agiſſant ſéparément, ou combinés enſemble, ſoit enfin plus ou moins dégénérés, j'eſtime que l'on trouvera en eux la ſource d'une infinité de maladies chroniques. Ces maladies préſenteront des ſymptômes plus ou moins variés, & deviendront

caſionnés par l'air fétide, qui regne dans les Manufactures de laine, il ſeroit important de le renouveller, ſoit par le Ventilateur, ſoit à l'aide d'un tube échauffé, ou par quelqu'autre moyen connu.

plus ou moins fâcheuses à proportion de la complication de ces levains & de leur activité; mais la cure en sera d'autant plus facile que l'on aura égard à chacun d'eux en particulier, que l'on examinera scrupuleusement s'ils agissent seuls, ou s'ils sont compliqués, quels peuvent être les dominans, &c. il faut même pour les attaquer avec succès, s'assurer autant qu'il est possible de la nature de ces levains, & employer des combinaisons bien assorties de remédes propres à satisfaire aux uns & aux autres. Le choix des momens favorables pour faire usage de chacun de ces remédes, ne sera pas d'une moindre conséquence que dans les maladies ordinaires.

Le sang des Scorbutiques est communément dans une sorte de fonte ou colliquation, mais est-elle occasionnée par des parties alkalescentes ou acescentes? Boerhaave nous fait remarquer que les unes & les autres se rencontrent dans ce genre de maladie, & que l'on doit y faire une singuliére attention: il semble néanmoins certain que les qualités acescentes y dominent le plus souvent; car 1°. on observe que cette maladie regne particuliérement dans les pays froids, qu'elle attaque, ceux qui ont vécu de viande salée, de fromage & d'autres nourritures qui ont peu ou point de tendance à l'alkalescence. 2°. Que les remédes qui ont ordinairement le plus de succès pour combattre cette maladie, sont les Anti-Scorbutiques proprement dits, tirés de la famille des plantes à fleur en croix, qui abondent en alkalis volatiles tout formés. De là ne s'ensuivroit-il pas, que les levains qui entretenoient la maladie, qui fait l'objet de nos recherches, étoient à tous égards acescens, & formoient dans les liquides une sorte de salure muriatique (*a*).

(*a*) Il est mort en Angleterre le 6 Février 1753. une femme attaquée d'un amollissement des os, à peu près pareil à celui de la Malade de M. Morand. Tous les os de l'Angloise se coupoient sans que le tranchant du coûteau en fût émoussé. Cette femme avoit eu des symptômes de Scorbut, & tous les Médecins convenoient unanimement que le principe de cette maladie étoit un acide dominant dans le sang. Voyez les Transactions Philosophiques de Londres, dernier volume. On y rapporte à la vérité qu'un habile Chymiste ayant examiné la substance osseuse sur le cadavre de cette Malade, n'y avoit apperçu ni acide, ni alkali dominant: cela devoit être, attendu que la partie acide ayant porté son action sur la substance osseuse, s'y étoit embarrassée & neutralisée, au point de

On ſçait que pour donner aux liqueurs animales des diſpoſitions & des qualités alkaleſcentes, il faut ou de grands mouvemens, ou un repos capable de favoriſer la putréfaction ; encore dans ce dernier cas y a-t'il des marques d'acides avant de paſſer à l'alkaleſcence : J'ai même obſervé que les viandes fraîches de boucherie donnent au papier bleu une nuance de rouge ; on ſçait auſſi que la premiére marque d'altération que l'on obſerve dans le bouillon, eſt lorſqu'il devient aigre ou acide.

Le Docteur Pringle, célébre Médecin Anglois, a lû à la Société Royale de Londres, ſur les matiéres ſeptiques & anti-ſeptiques, pluſieurs Mémoires publiés depuis peu, il paroît rejetter l'eſpece de Scorbut, que l'on croît avec Boerhaave, provenir d'une cauſe alkaline ; & cela parce que la fermentation putride des ſubſtances animales ne laiſſe,

n'y plus être reconnoiſſable. Toutes les parties oſſeuſes que j'ai diſſoutes ou amollies par différens acides, ne préſentoient également aucun indice d'acide développé. On ſe feroit cependant éloigné de la vérité, ſi on eût voulu en conclure qu'il n'y avoit point d'acide exiſtant dans ces combinaiſons, ou que l'amolliſſement de ces ſubſtances n'étoit point produit par un acide.

ſelon lui , appercevoir aucun indice d'alkaleſcence. On ne peut toutes fois diſconvenir , que toute ſubſtance animale ne contienne en ſoi beaucoup de parties volatiles alkalines. Pourquoi donc la fermentation putride n'en laiſſeroit-elle appercevoir aucun veſtige ? Cela viendroit-il de ce qu'il s'y feroit par la putréfaction, une décompoſition de ces mêmes parties alkalines volatiles, que l'on ſçait être compoſées d'un eſprit acide, uni à des parties terreuſes extrêmement ſubtiliſées, & à un principe phlogiſtique ; ou bien les eſprits volatiles alkalins ſe diſſiperoient-ils par cette fermentation ; ou enfin ces mêmes eſprits ſe trouveroient-ils enveloppés dans le produit de la diſtillation par des parties huileuſes ? Car on ſçait que l'eſprit qui réſulte par cette voie des ſubſtances animales, ne fait pas toujours efferveſcence avec les acides, quoiqu'il contienne réellement des parties capables de produire cet effet. On ſçait même qu'il donne quelquefois des marques d'acidité, quoique l'alkali y ſoit dominant (*a*). Enfin M. Pringle

(*a*) Il eſt inutile d'expliquer ici ces phénomènes dont la cauſe eſt connue de tous ceux qui ont cultivé cette belle partie de la

n'auroit-il envisagé dans ses expériences que le premier développement de la putréfaction, qui présente toujours des indices d'acides, ainsi que je le viens d'observer. Tout cela demande quelqu'examen. Car il est constant que nos humeurs contiennent un principe d'acidité & d'alkalescence sous une forme neutre qui en fait la douceur, & que l'un ou l'autre peut y dominer & y produire alors une acrimonie de l'une ou de l'autre espece, sçavoir acide ou alkaline, selon la nature du principe dominant (*a*). Boerhaave

Physique expérimentale, nommée Chymie dogmatique.

(*a*) Je ne prétends pas à beaucoup près faire revivre ici le faux sistême de l'acide & de l'alkali pour le traitement de toutes les maladies. Car, outre que nos liqueurs sont susceptibles de beaucoup d'autres désordres, nous avons les maladies occasionnées par les vices des solides, & qui sont en grand nombre : celles même où les principes salins dominans auroient beauconp de part, sont toujours compliquées avec d'autres vices, soit des solides, soit des liquides mêmes. Ce sont autant d'objets que le Médecin ne doit point perdre de vûe dans le traitement des maladies ; la cure en dépend si essentiellement que toutes celles qui s'opérent autrement, sont ou l'effet du hasard, ou de la nature victorieuse du mal & de la mauvaise méthode.

cet homme si profond dans les connoissances de la nature, n'auroit-il donc fait aucune expérience sur les substances animales putréfiées ; il dit positivement tout le contraire de ce qu'avance M. Pringle. *Putredo hæc animalis significat eam conditionem humorum, cujus præsentiâ aqua exhalat, salina materies attenuata, acido orbata, vel & mutata, fit acris, volatilis, alkalina.*

Si néanmoins, selon les observations de cet illustre Anglois, on ne remarquoit aucun vestige d'alkali volatile dans la putréfaction des substances animales, portée à son dernier dégré, il ne paroît pas qu'on en puisse conclure qu'elles n'en contiennent point dans d'autres états ; car jamais ces substances n'arrivent dans l'animal vivant au dégré septique qu'elles acquierent, étant soumises aux expériences de ce grand Médecin.

D'après ces réflexions, il m'a paru de la derniére importance de travailler à constater, si véritablement les substances charnues tombées en putréfaction, ne contenoient plus d'alkali volatile, ainsi que M. Pringle l'a avancé. Je vais rapporter avec la plus exacte fidélité les expériences que j'ai faites à ce sujet.

J'ai mis dans une petite rétorte de verre quatre onces de chair de bœuf très-fraîche, dépouillée de graiſſe & de peau; j'ai adapté ce vaiſſeau à un matras de ſix à ſept pintes. Après avoir ſcelé exactement ces vaiſſeaux avec du papier de trois à quatre doubles, je les ai poſé ſur une fenêtre expoſée au Midi. Au bout de quatre jours on a commencé à appercevoir beaucoup de bulles d'air, qui ſortoient de la ſuperficie de la viande. A meſure que la ſubſtance charnue ſe fondoit, ces bulles devenoient plus conſidérables, & n'ont diſparues qu'au bout de quatorze jours, tems auquel la viande étoit preſque totalement en *deliquium*, excepté au fond, d'où il ſortoit encore quelques bulles d'air. La chair a changé de couleur à proportion qu'elle s'altéroit, elle eſt devenue d'un brun rougeâtre, & enſuite d'un jaune ſale, & nageant dans une eſpece de ſanie de la même couleur. Je crois devoir obſerver ici qu'il n'a paru dans tout ce tems aucuns vers, ni autre eſpece d'inſectes ſur cette chair corrompue. A meſure que la viande ſe corrompoit, il y venoit ſur les vaiſſeaux beaucoup de ces groſſes mouches, qui ont accoutumé de dépoſer ſur la viande des œufs, d'où naiſſent de petits vers blancs. Il transpiroit à travers le papier qui joignoit les vaisseaux une odeur fétide : quoique cette odeur fût très-légere, & à peine sensible, même en approchant le nez vers la jonction des vaisseaux, j'ai toute fois été obligé de les mettre en dehors de la fenêtre (*a*). Je me suis apperçu quatre jours après, que le col de la cornue qui entroit dans le matras étoit cassé ; le lendemain il s'est encore trouvé plus endommagé. Craignant que cet accident ne vînt de l'action des vapeurs qui s'élevoient de la chair putréfiée, & que la cornue ne se cassât en dehors du matras, ce qui auroit rendu mon expérience inutile ou imparfaite, je me suis déterminé le jour suivant à consommer les recherches que je m'étois proposées de faire sur cette matiére. La chair étoit alors presqu'entiérement résoute en sanie, le reste de la substance charnue étoit affaissé, & avoit une couleur olivâtre ; ce qui annonçoit au moins qu'il lui restoit fort peu de consistence. Je coupai alors circulairement le papier qui colloit les vaisseaux, afin de

(*a*) Pendant tout ce tems, le Thermometre de M. de Reaumur exposé au Nord, a varié depuis le neuviéme dégré au dessus de la congellation jusqu'au vingtiéme.

pouvoir les séparer & en tirer les morceaux de verre cassés. Comme j'appréhendois qu'il ne sortît à l'ouverture de ces vaisseaux une odeur dangereuse, je m'étois mis en plein air; mais les vaisseaux étant séparés, je fus seulement frappé d'une odeur forte, pareille à celle d'un vieux fromage tombé en fonte & en pourriture. Après avoir scelé de nouveau les vaisseaux, je les ai exposés au feu de sable, que j'ai conduit par gradation. La matiére contenue dans ce vaisseau a produit pendant l'ébullition, une eau qui tomboit goutte à goutte dans le récipient. Pendant ce tems, il transpiroit beaucoup d'odeur à travers les papiers(*a*), la matiére contenue dans la rétorte, s'étant trouvée desséchée en six heures de tems, ne fournissoit plus rien. Pour lors j'ai déluté les vaisseaux, afin de retirer du récipient deux onces & demie d'un esprit assez clair, un peu blanchâtre, d'une odeur pareille à celle qu'exhaloient les vaisseaux avant l'opération, mais beaucoup plus forte. Ayant mis sur

(*a*) Une mouche noire y a déposé cinq œufs, qui se sont animés l'instant d'après, & ont formé des petits vers blancs fort vifs; mais la chaleur des vaisseaux les a fait périr promptement.

la main une goutte de cet esprit, afin de l'étendre & de l'affoiblir, j'y ai reconnu distinctement la même odeur de fromage pourri. Cet esprit a rougi un peu le papier bleu.

Jusqu'alors le sentiment de M. Pringle semble prévaloir, puisqu'il n'y a point encore paru de sel alkali volatile. J'ai ensuite scelé les vaisseaux plus exactement, & ai posé la cornue à la chaleur de réverbere, que j'ai augmenté *gradatim*, jusqu'à faire rougir ce vaisseau. D'abord il s'y est élevé des vapeurs blanches, qui fournissoient encore de l'esprit chargé d'un peu d'huile ambrée. Au bout d'un quart d'heure ces vapeurs ont déposé dans le col du matras un sel volatile blanc en petite quantité, & sous la forme d'une très-belle végétation. Enfin les vapeurs ont encore continué pendant un quart d'heure, & ont fourni une huile épaisse fort ambrée, ce qui a terminé l'opération. Le premier esprit fétide que j'avois séparé, devoit, selon mes idées, contenir de l'esprit volatile urineux : pour m'en assurer, j'ai versé sur cinq ou six gouttes de cet esprit, deux gouttes de liqueur de nitre fixé ; à l'instant il s'est élevé de ce mêlange des vapeurs d'esprit urineux très-vif. Mais pourquoi le ſel volatile qui ſe trouve dans ce premier eſprit fétide n'a-t'il pas paru développé & ſous une forme ſéche? Cela vient probablement de ce que par la putréfaction, ce ſel ſe trouve joint à une portion acide qui le retient ſuperficiellement. La putréfaction paroît donc produire une atténuation, & une union plus parfaite d'une partie acide avec une plus grande quantité de phlogiſtique & de parties terreuſes, & par-là former plus d'eſprit volatile; mais qui eſt encore retenu & qui a beſoin d'un intermede alkali fixe, pour ſe dégager de ſes liens.

J'ai caſſé la cornue & j'y ai trouvé une matiére extrêmement ſpongieuſe & légere, d'une couleur noire & luiſante, ayant encore une odeur volatile alkaline très-ſenſible. Cette matiére peſoit un gros & demi. J'ai rectifié l'eſprit fétide en y ajoûtant une liqueur alkaline fixe: à l'inſtant il s'eſt élevé beaucoup d'eſprit urineux; j'ai expoſé les vaiſſeaux au feu de lampe, & j'ai obtenu un eſprit volatile, qui ne participoit en rien du fétide, qui y dominoit avant ſa rectification & avant ſon union avec une ſubſtance lixiviale.

La certitude que j'avois par cette expérience, que la ſubſtance charnue contenoit toujours un alkali volatile, quoique portée à ſon dernier dégré de corruption, ne me ſatisfaiſoit point encore. Je voulois ſçavoir de plus, quelle différence il pourroit y avoir entre les produits de cette même ſubſtance, lorſqu'elle n'a ſouffert aucune altération. Dans ce deſſein, j'ai ſoumis quatre onces de chair de bœuf récemment tué, au même procédé que j'avois employé pour la viande corrompue. Tout ce que j'ai pû en obtenir par le bain de ſable, n'étoit qu'une eau inſipide, & n'ayant preſqu'aucune odeur; au lieu que celle qui étoit venue de la viande corrompue, expoſée au même dégré de chaleur, étoit fétide & chargée d'eſprit urineux. La ſubſtance charnue ne fourniſſant plus rien par la chaleur du bain de ſable, j'ai retiré la liqueur inſipide qui étoit dans le récipient, & après avoir ſcelé plus exactement les vaiſſeaux, j'ai expoſé la cornue au feu nud. Pour lors il eſt ſorti des vapeurs blanche, qui ont fourni un eſprit coloré, beaucoup d'huile épaiſſe & bourbeuſe, & médiocrement de ſel volatile ſous une forme de végétation, comme avoit fait celui de la chair corrompue.

Voici donc quelle eſt la différence des

produits de la viande corrompue, & de celle qui ne l'est pas, traitées l'une & l'autre de la même maniére. La fermentation qui se passe dans le tems de la corruption, semble atténuer & confondre les principes. Une grande partie de la substance grasse & sulphureuse de la viande, est tellement divisée par la putréfaction, qu'elle s'éleve à la chaleur la plus douce, avec une portion assez considérable de flegme & de sel volatile, auquel elle est intimement unie. C'est apparemment de cette union bisarre & contre nature, que procéde l'odeur fétide produite par la corruption (*a*). Aussi ai-je remarqué que le premier esprit produit de la viande corrompue, qui étoit d'un blanc trouble & fétide, perdoit ces deux qualités, lorsqu'il étoit rectifié de la maniére que je viens de le dire. Car alors l'esprit qui en résulte est clair, limpide & dépouillé de son odeur

(*a*) *Animalia ex propriâ suâ naturâ in hanc putredinem sponte vergunt, in quâ salina materies attenuata, acido orbata, vel & mutata, fit acris, volatilis, alkalina; oleosa pariter, sali acri permixta, acris, volatilis, fœtens evadit.* Boerhaav. Aphor. 82 & 83. Peut-on rien de plus conforme à ce qu'avance ce grand homme, que les expériences que je rapporte ici.

de fromage pourri. La viande qui n'a point été corrompue, ne produit au contraire par le bain de sable, qu'une eau insipide & presque sans odeur : mais un feu plus violent en éleve & plus de sel volatile & une quantité d'huile plus considérable, que si elle avoit passé par les différens dégrés de corruption. Si la viande corrompue n'a pas produit autant de sel volatile concret, que celle qui n'avoit éprouvé aucune altération, c'est qu'il y en avoit beaucoup de passé avec l'esprit fétide, ainsi que je l'ai déja observé.

Par là il semble démontré, que toute substance animale qui tombe en corruption, produira toujours par l'altération confuse de ses principes, ce *fœtidum pingue alkali*, que Boerhaave admet pour cause de plusieurs maladies, & que l'on ne peut se dispenser de reconnoître dans certains Scorbutiques. Aussi voyons-nous que les aigrelets, particuliérement ceux que l'on tire des végétaux, tels que des citrons, des oranges, &c. sont des remédes presqu'infaillibles dans ce genre de Scorbut, au lieu que plus les remédes sont chargés d'alkalis volatiles, plus ils sont pernicieux en pareils cas, & *vice versâ*.

Suivons encore un peu M. Pringle dans ses recherches ; elles ont trop de rapport à notre sujet, pour n'en pas peser toute la valeur.

Sur le principe incontestable, que les deux natures de sel opposées l'une à l'autre existent dans le sang, & que l'une ou l'autre peut dominer, on ne peut douter que le principe acide ne soit souvent dans ce cas ; & alors il est constant que les remédes d'une nature opposée, font un spécifique assuré contre les maladies qui en dépendent. C'est d'après cette théorie que les grands Praticiens employent avec tant de succès les remédes tirés des crucifers, dans le Scorbut qui participe du principe acide. *Contraria contrariis curantur*. M. Pringle pense au contraire 1°. que ces remédes guérissent le Scorbut comme de simples anti-septiques, & non pas *ut remedia antacida*. 2°. Que l'on n'a imaginé un principe acide dans cette maladie, que pour mieux expliquer l'action des anti-scorbutiques chargés d'esprits volatiles alkalins, tels qu'en fournissent les crucifers. 3°. Enfin l'opinion de notre Auteur Anglois, est que le Scorbut n'est occasionné que par un dégré de pourriture plus ou moins grand, qui s'établit dans le sang & qui favoriſe le développement de l'air, d'où dépendent une infinité d'accidens.

Nous avons à la vérité de grandes obligations à ce profond Médecin, de toutes les recherches qu'il a faites, pour nous apprendre que ces remédes anti-ſcorbutiques agiſſoient comme des anti-ſeptiques ; ſur-tout lorſqu'ils ſe trouvent unis avec des balſamiques, ou des amers toniques. Mais il n'eſt pas douteux qu'ils agiſſent encore d'une autre maniére ; car ſi ces ſubſtances ſi riches en alkalis volatiles n'opéroient pas, en détruiſant un principe oppoſé qu'elles rencontrent dans nos liqueurs, ou en ſe neutraliſant avec lui, il eſt conſtant qu'elles augmenteroient la fonte du ſang dans les Scorbutiques, ſans parler du trouble qu'elles y occaſionneroient, comme *ſtimulantes* ; par conſéquent ces remédes accéléreroient infailliblement la perte des Malades, vû la grande quantité qu'ils ſeroient obligés d'en prendre comme anti-ſeptiques ; puiſqu'il faut, ſelon les expériences de notre Auteur, demi gros de ſel volatile pour préſerver de la corruption, deux gros de ſubſtance charnue deſtituée de vie ; or quelle prodigieuſe quantité ne faudroit-il pas de ces ſels, pour embaumer toute la maſſe des solides & des fluides languissans d'un corps humain. D'ailleurs les observations de M. Pringle nous apprennent que les sels anti-septiques, tels que le sel marin, &c. ont une vertu toute opposée, s'ils sont employés à petite dose ; car alors ils favorisent la fonte des substances animales sur lesquelles ils agissent : il est même constant que les matiéres salino-alkalines fixes ou volatiles, fondent ces substances (*a*) beaucoup plus promptement & plus parfaitement, que ne le peut faire le sel marin, ou tout autre sel neutre, à moins que ceux-ci ne s'exaltent ou ne se décomposent, & que par-là l'acide qui entre dans leur composition, ne se trouve comme dégagé de ses liens, ainsi que l'on peut croire que cela est arrivé au sel marin, contenu dans les liqueurs de la femme Supiot.

Il résulteroit des mêmes observations de l'Académicien Anglois, que les sels anti-septiques pris en petite quantité, ainsi qu'on est obligé de le faire dans le traitement des maladies où ils sont indiqués, deviendroient de puissans septiques ou plutôt colliquatifs. Les observations curieuses & intéressantes de M.

(*a*) V. La Chymie Médicinale de M. Malouin, pag. 77, tom. 1.

Pringle ont néanmoins cet avantage, que ſans donner atteinte aux principes admis par les grands Maîtres, elles en perfectionnent la théorie, & rendront la pratique plus sûre & plus heureuſe. Il réſulte donc par l'expoſé ci-deſſus, que nous ſommes également bien fondés à reconnoître avec Boerhaave un Scorbut de nature acide, de même qu'un de nature alkaline, quoique celui-ci ſe rencontre plus rarement.

La femme Supiot ne paroît avoir rien éprouvé qui ait pû donner aux liqueurs une pente à l'alkaleſcence; on ſçait au contraire que ſa maladie n'a commencé qu'après une couche, & qu'elle a augmenté conſidérablement à la ſuite de trois autres. Ne pourroit-on pas préſumer avec fondement, que la maſſe commune des humeurs ayant été ainſi imprégnée à diverſes repriſes de parties laiteuſes, qui ne pouvoient être ſubjuguées par la nature ſurchargée de travail, ces parties ont dû paſſer, non à l'alkaleſcence, mais dégénérer en aigre & en une ſorte de ſaumure acide, d'un caractére propre & particulier aux liqueurs animales (*a*). D'ailleurs cette métamor-

(*a*) L'état de la Malade *a même été regardé d'abord* par ceux qui la conduiſoient, *comme*

phose a été probablement provoquée par des dispositions antécedentes & préexistantes dans la Malade ; la prodigieuse quantité de sel marin qu'elle avoit mangé pendant sa vie, & dont elle faisoit encore ses délices, étoit plus que suffisante pour y avoir opéré cet effet.

J'ai l'exemple d'une personne qui étoit attaquée de rétractions & de renversemens de membres, qui sans être portés au même point que ceux de ladite Supiot, étoient cependant considérables. Il n'y avoit point lieu dans cette Malade, de soupçonner des levains aigres, provenans de portions laiteuses par suite de couche : plusieurs circonstances m'ont convaincu néanmoins que son mal étoit produit par des levains scorbutiques de même nature. On lui avoit conseillé l'usage des eaux thermales de Bourbonne, tant en boisson qu'en bains & douches. Mais ces eaux ainsi administrées augmenterent beaucoup les accidens ; ce qui devoit arriver nécessairement, eu égard au type de cette maladie, ainsi qu'au

dépendant de cette cause. Hist. publiée par M. Morand, p. 10. Ce Médecin paroît aussi porté à croire, que le lait des couches a pû en être la cause déterminante, v. p. 97. de sa brochure.

caractére d'une eau chargée de parties *igneo-sulphureuses*, & de beaucoup de sel peu propre à combattre des levains acides (*a*). Après l'usage de ce reméde, je fus consulté pour cette Malade dans laquelle j'apperçus aisément des symptômes propres aux affections scorbutiques, j'eus même des indices certains, qu'ils étoient de nature acide; ce qui me détermina à les attaquer par les moyens que je vais exposer succinctement.

Je prescrivis d'abord plusieurs bains émolliens, préparés avec les graines & les plantes mucilagineuses, afin de restituer aux membres une partie de leur souplesse, qu'ils avoient totalement perdue. Je passai ensuite à l'usage des anti-scorbutiques proprement dits. Ces remédes eurent un prompt & heureux effet; les douleurs que la Malade ressentoit dans les membres diminuerent considérablement, & ils recouvrerent une partie de leur jeu & de leur mouvement,

(*a*) Les eaux alkalines de Seltz ou Selter, dont la source est dans l'Electorat de Tréves, celles de Vichi, ou toutes autres de même nature, auroient été sans doute mieux assorties à la nature des levains, & il en seroit résulté infailliblement un bon effet.

Mais il eſt bon d'obſerver ici, que vû la délicateſſe de la Malade, & la ſenſibilité exquiſe du genre nerveux, *mobilitas nervorum exquiſita*, je crus devoir joindre aux anti-ſcorbutiques quelque choſe qui en réprimât un peu la vivacité. J'ai choiſi pour cet effet le petit lait extrêmement doux & ſans aucune aceſcence, que celle qui lui eſt naturelle, bien dépouillé par la clarification de toutes parties caſeuſes & butireuſes.

Le *ſerum lactis* ainſi préparé devient un double correctif des anti-ſcorbutiques alkalins; 1°. par une ſorte de douceur & d'onctuoſité dont il eſt chargé; 2°. parce qu'il porte en lui un principe d'acide tout prêt à ſe développer. On objectera peut être que je me trouve ici en contradiction avec moi-même: car pourquoi dira-t'on avoir donné la préférence au *ſerum* du lait, qui porte en lui ce principe d'acide prêt à ſe développer, puiſque je penſois que les levains ſcorbutiques étoient de pareille nature, & que je ſuis porté à croire que le lait dégénéré dans nos liqueurs, peut y favoriſer le développement d'un virus ſcorbutique, ainſi qu'il a paru augmenter les terribles accidens de ladite Supiot.

Je réponds à cela 1°. que le petit lait

lait bien doux & bien dépouillé de ses parties grossiéres, étant unies aux anti-scorbutiques alkalins, que j'avois ordonnés à cette Malade attaquée de rétractions de nerfs, ceux-ci n'ont pû faciliter le développement de son acide, ils ont même dû le réprimer, ou au moins le neutraliser, & par-là maintenir dans sa douceur cette partie séreuse du lait, à peu près comme le fait un sel alkali fixe; car ce sel par son union avec le petit lait, non-seulement empêche qu'il ne contracte une qualité acide, mais il lui en procure au contraire une vineuse, douce & inaltérable, ainsi que je l'ai observé ci-dessus.

2°. Les parties de lait, restées dans la femme Supiot, depuis ses couches étant dégénérées & décomposées par la chaleur naturelle, bien loin qu'il se rencontrât dans le sang & dans la masse des liqueurs, de quoi réprimer & neutraliser cette humeur étrangere, elle y a au contraire trouvé des levains de même nature, lesquels ont facilité le développement de l'acide qui existoit dans ces portions laiteuses; ainsi elles ont dû augmenter les accidens, non-seulement par leurs parties séreuses, mais bien plus encore par les caseuses & les butireuses;

on observe en effet que ces mêmes parties exposées à une chaleur telle que celle du corps humain, sans avoir sur-tout éprouvé dans les premieres voies les dégrés d'élaboration nécessaire pour les assimiler à notre propre substance, contractent des qualités empoisonnées, d'une nature acide, &c. altération qui se conçoit beaucoup mieux qu'on ne la peut expliquer : c'est de-là que les Hollandois entr'autres qui mangent beaucoup de fromage, sont très-sujets à une sorte de Scorbut, qui céde à peine aux anti-scorbutiques les plus actifs & les plus chargés d'alkalis volatiles, tels que le *Raphanus rusticanus*, dont on sçait qu'ils font beaucoup d'usage, &c. (*a*)

Le fromage & particulierement le beure contiennent certainement beaucoup d'acide, ainsi que M. Macquer l'a démontré (*b*) : il dit même que le beure,

(*a*) La Thése de M. Missa Médecin de la Faculté de Paris, *An à diversâ virûs scorbutici indole & sede, morbi diversi ? Ergò à diversâ... morbi diversi* : est une très-bonne esquisse sur cette maladie ; comme l'Auteur a voyagé dans le Nord où il a éprouvé sur lui-même les effets du Scorbut, il est à souhaitet qu'il fasse tourner au profit de l'humanité, l'usage qu'il aura fait de ses lumiéres.

(*b*) Voyez ses Elémens de Chymie-pratique, tom. 2.

produit par l'analyse sur la fin de l'opération, un acide si piquant & si vif, *qu'il irrite le gosier jusqu'à l'enflâmer.* Cet Académicien observe aussi que les trois substances du lait, la séreuse, la caseuse & la bitureuse ne donnent aucun alkali volatile, & que le lait est la *seule* matiére *animale dont on ne tire pas de sel de cette espece.* Il est naturel que le lait des animaux bruts ne donne point d'alkali volatile : ce suc n'a pas roulé assez long-tems dans leurs liqueurs, pour que les principes salins & extrêmement fixes, que leur lait tient immédiatement des vegétaux, ayent pû se volatiliser. Mais je pense que si l'on traitoit, selon les procédés de M. Macquer, le lait de femme, sur-tout celui des meres qui vivent délicatement, il pourroit fournir quelque exception à la régle générale. Cette espece de lait donneroit vraisemblablement des résultats qui participeroient de l'alkalescence ; parce qu'un lait formé de substances animales, doit avoir un caractere en quelque sorte différent de celui qui est le produit des seuls végétaux. *Animalia, quæ herbis & aquâ aluntur, chilum acidum, vel facilè acescentem, adeòque & tale lac habent, quod in nobis suam sequens indolem vegetabili nutrimento simil-*

lima patrat . . . quæ aliis nutriuntur animalibus, omnes succos facilè alkalescentes habent (a).

Pour me procurer quelques éclaircissemens sur la nature du lait de femme, j'en ai fait tirer sous mes yeux, environ demi-septier ou 8 onces, d'une bonne nourrice de campagne; cette liqueur ayant été laissée pendant trente-trois jours dans un vaisseau ouvert, s'est trouvée au bout de ce tems, sans aucun *coagulum*, mais séparée en beaucoup de *serum*, & en une petite portion de partie butireuse mêlée de très-peu de caseuse, qui l'une & l'autre surnageoient le *serum*, & pésoient tout au plus demie once. Le petit lait n'avoit aucune odeur ni saveur aigre, mais au contraire fort sucrée, tel que l'est communément le lait de femme. J'ai été encore plus surpris de voir qu'en mettant de ce *serum* sur du papier bleu, il ne lui communiquoit pas la moindre nuance de rouge, même en séchant; au lieu que du petit lait de vache tout récent & qui paroissoit assez doux, l'a rougi vivement & dans l'instant.

Le même petit lait de femme qui s'étoit trouvé si doux au bout de trente-

(*a*) Boerhaave, aphor. 78 & 79.

trois jours, eſt devenu un peu aigre dix jours après, & a déposé dans ce laps de tems un *coagulum* caſeux. Ce *ſerum* avoit à la vérité encore une petite ſaveur ſucrée, néanmoins il a rougi un peu le papier bleu. Mais ce qu'il y a d'étonnant, c'eſt que du lait de vache nouvellement trait, qui n'avoit éprouvé aucune décompoſition, qui avoit même une ſaveur très-douce, a donné au papier bleu une nuance de rouge, pour le moins auſſi forte que le lait de femme gardé depuis quarante-trois jours.

Ayant mis évaporer à ſiccité & à une douce chaleur, environ deux onces du petit lait de femme de trente-trois jours, dont je viens de parler, j'ai obtenu une aſſez grande quantité de ſel, plus doux & plus ſucré que ne l'eſt communément le *ſaccarum lactis* ordinaire : mais il y avoit au fond du vaiſſeau une matiére caſeuſe, gommeuſe & viſqueuſe extrêmement acide, de la conſiſtence d'un miel à demi liquide ; cette matiére agaceoit les dents, & rougiſſoit vivement & promptement le papier bleu : l'ayant miſe dans un vaiſſeau un peu chaud, elle s'y eſt fondue comme de la cire, j'y mêlai pour lors un peu de chaux vive, & à l'inſtant il s'eſt élevé de ce mêlange

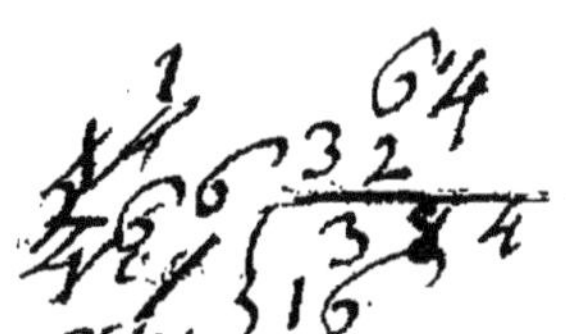

quelques parties volatiles alkalines très-ſenſibles ; ce qui paroît vérifier ma conjecture. Car puiſque ce lait, quoique d'une nourrice de campagne, a pû fournir par une expérience auſſi ſimple, des eſprits volatiles & urineux, n'eſt-on pas bien fondé à croire que l'on en obtiendroit beaucoup d'avantage de celui d'une nourrice qui tireroit toute ſa nourriture de ſubſtances animales ; ſur-tout étant traité par des procédés plus recherchés.

J'ai ſoumis à la même épreuve du petit lait de vache, ſans avoir pû y appercevoir le moindre veſtige d'alkali volatile. Ce qui paroîtra ſurprenant, c'eſt que le réſultat de ce petit lait évaporé, n'étoit pas ſi mucilagineux, ni à beaucoup près auſſi acide, que celui du petit lait de femme ; il ne s'eſt pas non plus fondu à la chaleur comme lui. Le jeu de l'Œconomie animale, auroit-il donc la faculté de développer les acides dans le corps humain, comme celle d'y produire des alkalis volatiles, & d'imprimer aux liqueurs une certaine viſcoſité nutritive particuliére à l'homme ? De tels objets ſont dignes d'attention & mériteroient d'être ſuivis ! C'eſt auſſi avec beaucoup de fondement, que M. Malouin penſe qu'il y auroit bien des expériences neuves à faire sur les acides animaux, & qu'il m'a dit avoir trouvé dans ces substances animales des propriétés singuliéres. Les expériences que je rapporte, & que j'ai faites avec une attention scrupuleuse, annoncent certainement une différence essentielle entre le lait humain & celui de vache, puisque dans celui-ci, l'acide y est toujours dominant & tout prêt à se développer, au lieu que dans celui de femme il y est tellement neutralisé, qu'on ne peut l'y appercevoir qu'après un très-long espace de tems.

Combien de bons effets n'est-on pas en droit d'attendre dans le traitement de différentes maladies, d'un lait si délayant, qui a tant d'analogie avec notre propre substance, & qui conserve aussi long-tems un caractere de douceur. Joignez à cela cette merveilleuse propriété tonique qui lui est particuliére ; & qui se manifeste sur la langue par une sorte d'impression qu'on ne peut trop définir, sinon qu'elle paroît tenir un peu de la stipticité ; propriété que ce suc laiteux doit uniquement au commerce qu'il a eu avec les liqueurs humaines. Ne pourroit-on pas même regarder l'usage de ce lait par la succion, comme une transfusion par excellence, qui ſera toujours d'autant plus ſalutaire, qu'elle eſt entiérement conforme à la nature, & qu'elle n'entraîne jamais après elle aucun des inconvéniens de cette transfuſion sanguinaire, imaginée & pratiquée avec ſi peu de ſuccès, dans le commencement du dernier ſiécle, par les Docteurs Major, Wren, Libarius, Lower, &c. C'eſt donc par des vûes très ſages, que nous preſcrivons quelquefois de joindre l'eau de chaux, ou d'autres ſubſtances abſorbantes & alkalines, au lait de vache; puiſque de cette maniére on eſt sûr d'en émouſſer l'acide dominant, & le rapprocher de l'état de douceur qui eſt particulier au lait de femme.

Les réflexions que je fais ici, ne doivent donner aucune atteinte à mes obſervations ſur les effets des acides laiteux dans la femme Supiot; parce que 1°. ſon lait n'étoit probablement produit que par des ſubſtances ſemi-végétales, ſemi-animales; encore ces ſubſtances animales, n'étoient-elles, ſelon toute apparence, que la premiére métamorphoſe du régne végétal dans l'animal; car il y a une différence eſſentielle entre celle-ci, & celle qui arrive dans les animaux carnaciers. *Ex animalium partibus confecta nostra liquida, varia sunt, pro varietate alimenti quo se sustinent animalia* (a). 2°. On doit de plus observer, que le peu d'alkalescence qui pourroit se trouver dans le lait humain, tel que je viens de le supposer, est noyé dans une si grande quantité de parties acescentes, qu'il ne seroit plus capable de s'opposer aux mauvais effets de l'acescence dominante dans le sang & dans les autres humeurs, soit qu'elle vînt des parties laiteuses, ou de toute autre cause.

On sçait combien il est quelquefois utile de combiner les alkalis volatiles des anti-scorbutiques aux acidules, ainsi que je l'avois fait pour la Malade dont je viens de parler, afin d'en réprimer le vif, & d'en empêcher le développement trop prompt; car au moyen de cette union, ils pourront passer dans les secondes voies, avant la désunion de leur volatile, qui aura été bridé par des parties végétales ou animales légérement acidules; je dis des parties végétales ou animales, parce que si l'on employoit pour cet effet les acides minéraux, il en résulteroit une combinaison ammoniacale, dont les élemens seroient trop fortement unis, pour souffrir aisément une

(*a*) Boerhaave, aphor. 77.

décompoſition dans l'Œconomie animale, ce qui pourroit empêcher l'effet déſiré.

Si l'on examine avec attention les opérations de la nature, dans l'union des principes qui forme les plantes cruciféres, on y appercevra qu'elle nous trace ſouvent la conduite que nous devons tenir à bien des égards dans le traitement des maladies. En effet cette mere commune, qui n'eſt autre choſe que la Providence, ou la ſageſſe de Dieu dans la création des êtres, paroît avoir regardé comme eſſentiel, de faire entrer dans la compoſition des anti-ſcorbutiques les plus chargés d'alkalis volatiles, des parties acides capables d'en modérer l'action Le *cochlearia*, le raifort, &c. ſont effectivement doués d'un acide, qui ſe manifeſte par la couleur rouge qu'il communique au papier bleu: c'eſt un fait que j'ai vérifié nombre de fois. Mais l'alkali volatile y eſt ſi foiblement retenu par l'acide végétal, qu'il s'en ſépare à une chaleur inférieure à celle de l'eau bouillante (*a*). Après avoir écraſé les plantes à fleurs en croix, & les avoir laiſſé en macération pendant 24 heures,

(*a*) Voyez la Chymie-pratique de M. Macquer, tom. 2. page 154.

il en résulte des esprits si pénétrans, & qui, à la moindre chaleur, se dévelop-pent avec tant de véhémence, que l'on a peine à les retenir dans les vaisseaux les plus exactement fermés.

Un des grands Praticiens que l'Angleterre ait jamais eu (*a*), a reconnu l'utilité de joindre des acides légers aux anti-scorbutiques alkalins, afin de suppléer par là, dans certains cas, à la modicité d'un principe acide que la nature y a distribué, par proportion à la grande quantité des parties volatiles, dont ces anti-scorbutiques sont chargés. C'est aussi dans cette vûe que le même Médecin, dans une formule qu'il donne pour le Rhumatisme scorbutique, joint l'*oxitriphillum* au *cochlearia* & à la racine d'*arum*. Composition qu'il observe être si merveilleuse, qu'il s'en seroit réservé seul la connoissance, s'il n'avoit consulté que ses propres intérêts; voulant par-là apprendre au Public, qu'il lui faisoit un présent digne de sa reconnoissance.

Non-seulement j'insiste à penser que la maladie de la femme Supiot étoit produite par des levains qui tenoient du Rachitis & du Scorbut: mais je crois aussi d'après ce que j'ai avancé, que l'on

(*a*) Dersham.

eſt fondé à croire que ces levains étoient acides de leur nature, & non alkalins. Ces principes acides ayant altéré toutes les liqueurs, & particuliérement la limphe, ils ont dû la réduire en ce *glutinoſum pingue*, qui acquiert une ſalure âcre muriatique, qui eſt capable de faire les plus grands ravages dans l'Œconomie animale. Si donc la ſituation de la Malade l'eût permis, c'étoit les anti-ſcorbutiques de nature alkaline qu'il falloit lui adminiſtrer. Cependant comme le mal étoit porté à ſon plus haut dégré d'intenſité, il n'eût pas été étonnant que leurs bons effets ne ſe fuſſent pas ſoutenus : il y a même lieu de croire, ainſi que l'obſerve M. Morand (*a*) ; que les calmans dont les anti-ſcorbutiques étoient accompagnés, avoient beaucoup de part au ſoulagement que paroiſſoit en tirer la Malade : & dans de pareilles circonſtances, le mal étant conſommé, la Médecine ſédative eſt la plûpart du tems, la ſeule qui puiſſe avoir lieu (*b*).

Si l'on ſe rappelle l'obſervation de M. Morand, qui dit que la Malade reçût beaucoup de ſoulagement par les

(*a*) Article III. de l'Hiſt. de la Maladie, p. 41.

(*b*) Lettre de M. Morand à M. le Roi, p. 20.

bains préparés avec les cendres de sarment (*a*), il ne restera plus rien à désirer, pour être convaincu que les levains qui entretenoient la maladie, étoient de nature acide.

On n'ignore pas qu'une des grandes propriétés des bains, est de fournir à la masse commune des humeurs, beaucoup de liquide, qui pénétre & s'insinue dans le corps par les tuyaux résorbans : on sçait aussi que ces mêmes cendres sont de nature à communiquer à l'eau du bain, beaucoup de parties salino-alkalines, qui se tiennent en solution dans l'eau, & la rendent même plus pénétrante. La Malade devoit donc être extrêmement soulagée par ce genre de reméde, qui attaquoit comme de front jusques dans les endroits les plus reculés, la cause immédiate de tous les symptômes. Si l'on souhaitoit encore une preuve plus certaine de l'existence d'un acide dans les humeurs de ladite Supiot, il suffiroit de faire réflexion que les linges qui étoient imbibés de ses sueurs, gâtoient absolument la lessive où l'on essayoit inutilement de les blanchir (*b*); effet qui prove-

(*a*) Article I. de l'Hist. de la Maladie, p. 13.

(*b*) Extrait du Journal de Septembre & Octobre, par M. Morand, pag. 63, 64.

noit infailliblement de l'acide contenu dans la ſueur, & qui en ſe portant ſur la ſubſtance ſalino-alkaline des cendres de la leſſive, en détruiſoit la propriété ſavoneuſe, de la même maniere que le font les eaux chargées de beaucoup de ſel ſélenite.

L'obſervation du Docteur Below, qui aſſure avoir guéri par la ſeule décoction du *vermicularis acris* plus de cinquante Malades attaqués de retiremens de nerfs, eſt un nouveau témoignage de la préſence d'un acide dans ces ſortes de maladies; car la ſaveur de cette plante annonce qu'elle contient beaucoup de ſel de nature alkaline: l'acide y domine ſi peu, qu'à peine donne-t'elle la moindre nuance de rouge au papier bleu. D'ailleurs l'expérience nous ayant appris que cette eſpece de *ſedum* eſt un bon anti-ſcorbutique, il agit ſans doute en vertu d'un tel alkali, fixe, ou volatile. Cependant l'ardeur que ce végétal porte avec ſoi, doit le faire employer avec beaucoup de prudence & de ménagement (*a*).

Pour ce qui eſt des différentes onctions que l'on dit avoir été faites avec

(*a*) Réflexions ſur la nature & la cauſe de la maladie de la femme Supiot, par M. Morand, pag. 111.

ſuccès, elles n'ont dû procurer d'autres avantages que de donner de la ſoupleſſe aux ligamens & aux autres parties employées pour les divers mouvemens des membres. Il y a donc tout lieu de croire que ſi la Malade ſe fût adreſſée dès les premieres atteintes de ſa maladie, à des perſonnes éclairées, comme elle l'a fait par la ſuite, on auroit au moins arrêté les progrès du mal.

Quoique l'on doive reconnoître avec Boerhaave des levains ſcorbutiques, qui impriment aux liqueurs des qualités alkaleſçentes, il faut cependant convenir, ainſi que je l'ai déja obſervé, que ce cas eſt bien moins commun que celui où elles contractent un caractère aceſcent. Par exemple n'eſt-il pas naturel de croire, que le Scorbut qui régne dans le Nord & les Pays maritimes de ce climat, & qui y fait de ſi grands ravages, eſt occaſionné par un vice d'acide dans les liqueurs plutôt que par un vice d'alkali. Cette probabilité tournera en une ſorte de démonſtration, ſi l'on conſidere ſur-tout les nourritures des habitans de ces régions, la température de l'air qu'ils reſpirent, & les diverſes impreſſions de l'athmoſphere qui les environne. Lors donc que l'alkaleſcence domine dans des ſujets ſcorbutiques, ce ne peut être que dans ceux qui ſont doués d'un tempérament plein de feu, qui ont vécu délicatement, & qui ſont à la fleur de l'âge, &c. C'eſt dans de telles circonſtances, que les anti-ſcorbutiques acres n'auront aucun bon effet, s'ils ne ſont unis & corrigés par une ſurabondance de parties aceſcentes, pour que les volatiles alkalines ayent ſeulement le pouvoir d'agir mollement, ſur un *glutinoſum pingue* que je crois preſque toujours inſéparable de cet état.

Les affections ſcorbutiques qui ſont ſi communes dans notre climat, ſont d'une nature bien différente du Scorbut proprement dit, & demandent par conſéquent un traitement plus combiné. En effet nous ne remarquons le plus ſouvent dans les humeurs des Malades qui en ſont atteints, qu'une ſorte de tendance à dégénérer en véritable Scorbut; ce dernier dégré d'altération arrive même très-rarement; parce que la nature de l'air, la qualité des nourritures, & la conſtitution héréditaire des Sujets, ſont autant de puiſſans obſtacles qui s'oppoſent à une telle dégradation. Il eſt important d'obſerver que les affections ſcorbutiques ſont fort difficiles à démêler dans la pratique, parce que non-ſeulement les ſymptômes en ſont légers, mais encore parce qu'ils ſont ſouvent combinés

& déguisés par ceux des autres maladies, avec lesquels ces affections se trouvent compliquées (*a*). Ceci n'est point une hypothèse ; car indépendamment du suffrage de nos grands Maîtres (*b*), nous avons des expériences journaliéres qui en constatent la vérité : & j'ai l'exemple de plusieurs Malades qui ont toujours reçu un grand soulagement, par un juste mêlange des anti-scorbutiques avec les autres remédes que la maladie compliquée requéroit (*c*). J'ai donné dans un petit Ouvrage qui a été publié il y a quelque tems, une notice sur les dif-

(a) *Etsi enim, ex his signis apud nos non ità semper sunt evidentia, ut iis in locis quibus Scorbutus quasi patrius & vernaculus est : tamen qui ea quæ circà ægros etiam in his locis fiunt, diligenter consideraverit... latentem sub aliis morbis Scorbutum, aut certè ejus initia deprehendere poterit.* Sennert. tom. 2. pag. 514.

(*b*) Tels que les Severinus, les Sennert, &c. On pourroit même s'autoriser d'Hippocrate. *V. lib.* 11. *prædictorum, sac.* 11. *apud Fæs. pag.* 92, & *Duret. in coacas Hippoc. pag.* 392.

(c) *Hic rectè moneri puto, scilicèt in morborum concursu, cum quibus Scorbutus miscetur, nullum integrè curari, nisi hunc unà cures, aut medicamentis juncto morbo præscriptis, unum vel plura misceas, quæ hunc morbum respicere, & peculiarem ergà eum vim & proprietatem credantur.* Severin. Eugal. de Scorbut. pag. 3.

férences qui distinguent les affections scorbutiques d'avec le Scorbut proprement dit ; j'y fais voir leur combinaison avec différentes maladies (*a*), ainsi que l'opinion de différens Auteurs sur cette matiére.

Si la femme Supiot avoit été secourue méthodiquement dès le principe de la maladie, le Médecin chargé d'une cure aussi épineuse, auroit pû toutefois se rendre maître des plus fâcheux symptômes, en les attaquant les uns après les autres ; car après avoir employé tous les remédes capables d'énerver, de neutraliser & d'évacuer les levains rachitiques & scorbutiques qui rouloient dans les liqueurs, on auroit pourvû à la seule indication qui restoit ensuite à remplir ; c'est-à-dire que l'on auroit travaillé à rétablir dans les solides, le jeu de ressort & les mouvemens oscillatoires, qui ne peuvent manquer d'être considérablement altérés, sur-tout lorsqu'une humeur rachitique a agi sur eux. La classe des remédes toniques auroit fourni dequoi

(*a*) Voyez la Thése déja citée, pag. 16. *An à diversâ virûs scorbutici indole & sede, morbi diversi.* L'Auteur y fait voir que cette complication du Scorbut avec d'autres maladies, ou qui en dépendent, est immense.

ſati faire pleinement à cet objet (*a*). Entre ceux que contient cette claſſe, il n'en eſt peut-être aucuns de ſup rieurs dans de telles circonſtances aux préparations martiales, ſur-tout lorſqu'elles ſont ſous une forme aqueuſe, telles que les eaux minérales, ferrugineuſes, naturelles & domeſtiques ou factices, ſouvent même celles-ci réuſſiront mieux que les autres, qui auroient ſur-tout ſouffert le tranſport. Mais les eaux factices doivent être préparées avec une exacte combinaiſon de principes minéraux bien diviſés. Cette juſte proportion doit être fondée ſur les recherches & l'analyſe des différentes ſources minérales que fournit la nature. Indépendamment de la commodité de préparer où l'on veut & quand l'on veut les eaux minérales domeſtiques, elles ont de plus cet avantage, que l'on eſt aſſuré d'avoir toujours en elles, les mêmes qualités & quantités de principes, ce qui ne peut ſe rencontrer en tous tems avec la même préci-

(*a*) Boerhaave & Sydenham inſiſtent beaucoup ſur l'uſage des remédes toniques, pour conſommer la cure du Rachitis. De pareils amolliſſemens d'os guéris par des bains alumineux, annoncent aſſez combien les toniques doivent tenir une place importante dans le traitement de ces maladies.

ſion, dans les eaux qui pénétrent les entrailles de la terre, & cela par les raiſons que tout Naturaliſte ſentira aiſément.

L'extrême ténuité des principes qui entrent dans la compoſition des eaux minérales naturelles, n'eſt peut être pas toujours inimitable, car l'on peut employer ces mêmes principes déja travaillés & affinés par la nature, & même y ajouter ſouvent quelque dégré de fineſſe qu'elle leur avoit refuſé. La nature, par exemple, offrira-t'elle jamais rien de plus attenué qu'une ſubſtance martiale, tenue, diviſée ſous une forme neutre, affinée de nouveau par des ſels alkalins, & étendue dans une grande quantité d'eau. On ne peut rien concevoir de ſi petit dans le ſiſtême des vaiſſeaux, qui ſoit inacceſſible à une telle ſolution métallique.

Si donc nous ne pouvons pas imiter parfaitement toutes les eſpeces d'eau médicinales qui ſortent du ſein de la terre, c'eſt que nous n'avons point encore acquis des connoiſſances ſuffiſantes ſur le caractere des principes ſalutaires, que la nature répand dans ces ſources. Mais nous avons tout lieu de nous flater, ainſi que l'a penſé le fameux Offman, que ces ſecrets pourront être développés; les recherches de nos célébres Académiciens, & de tant d'autres bons Naturalistes, nous ont déja dévoilé une partie du mystere touchant ces précieux remédes. Ne soyons donc point en peine sur ce qui peut rester à découvrir.

Mais un objet extrêmement important, attaché aux eaux minérales thermales, est cette chaleur singuliére qui leur est propre & qui paroît inimitable, & au dessus des plus profondes recherches de la Physique. En effet cette chaleur présente des phénomenes bien extraordinaires. Elle est dans certaines eaux, égale à celle de l'eau bouillante; néanmoins, selon quelques uns, lorsqu'on l'expose sur le feu, elle n'y bout pas plutôt que l'eau commune froide. On y peut plonger la main sans y éprouver de brûlure, comme cela arriveroit dans l'eau ordinaire, qui auroit reçû par le feu, le même dégré de chaleur; les feuilles d'oseille que l'on y jette, n'y perdent en aucune façon leur couleur verte; ce qui arrive cependant, pour le peu qu'elles séjournent dans l'eau commune bouillante. Malgré les difficultés qui paroissent insurmontables, pour arriver au point de communiquer à l'eau commune les propriétés des eaux thermales, quant à leur chaleur naturelle, nous avons toutefois lieu de présumer que l'on pourra parvenir à une découverte aussi importante. J'ai même fait à ce sujet quelques tentatives qui m'ont réussi jusqu'à un certain dégré. J'avois dans cette vûe exposé à un mouvement très-rapide une eau chargée de parties bitumineuses ; le vaisseau qui les contenoit commençoit déja à s'échauffer sensiblement, & les parties bitumineuses à s'exalter, au point de répandre fort au loin une odeur vive & pénétrante, lorsque toute la machine qui faisoit jouer le volant pour agiter les matiéres mises en expérience, fut brisée par la rapidité de l'eau sur laquelle j'avois fait construire mon édifice. Les commodités nécessaires, encore plus que les risques que j'avois courus, m'ont empêché de réitérer mes expériences à ce sujet. Mais elles me paroissent trop intéressantes pour les perdre de vûe.

A la vérité l'usage des eaux minérales domestiques, tel dégré de perfection qu'on puisse leur donner, privera toujours la plûpart des Malades d'un bien très important, que leur procurent les voyages qu'ils entreprennent pour arriver aux sources salutaires de la nature. On ne peut en effet disconvenir que l'exercice du corps qui en résulte nécessairement, ne contribue presque autant à leur soulagement, que les eaux mêmes auxquelles nous les envoyons.

Dans l'application des remédes toniques qui auroient été employés, pour terminer heureusement la cure de la maladie de ladite Supiot, on n'eût sans doute point oublié la fameuse racine Βρεταννικὴ ou *Britannica* (a) *antiquorum vera* Munting. ou *Hydrolopatum* J. B. dont la propriété essentielle, est d'agir particuliérement sur les solides, & de leur rendre le mouvement de ressort & l'action qu'ils ont perdu : car sans le rétablissement des différens jeux qui en dépendent, il est impossible que les fonctions de l'Œconomie animale s'exécutent dans toute leur intégrité ; c'est à peu près de cette façon qu'agit la racine d'*arum*, qui se trouve prescrite dans la formule que j'ai cité à la page 79. L'avertissement que donne sur cette composition le célébre Docteur Anglois, qui en a fait généreusement présent au Public, me servira de prétexte pour finir ces

(*a*) Le mot *Britannica* ne veut point dire ici, selon *Muntingius*, herbe d'Angleterre, mais c'est un mot Frisien, qui signifie consolider & affermir les dents, &c.

Obſervations par un détail ſur les grandes propriétés de la plante nommée *arum* (a).

La racine de cette plante eſt un bulbe dont la ſaveur, loiſqu'elle eſt fraîchement tirée de terre, eſt ſi âcre & ſi brûlante, que l'impreſſion en reſte des heures entiéres ſur la langue & le palais, pour peu qu'ils en ayent été touchés. Cette même racine ſéche & réduite ſimplement en poudre, perd ſon âcreté, & devient un des puiſſans remédes que la matiére médicale puiſſe fournir contre le *glutinoſum ſpontaneum vel pingue humorum*; & elle renferme en effet tout ce qui paroît indiqué pour combattre avec ſuccès ce genre d'altération dans les

nota arum

(a) *Arum maculatum, maculis nigris*, C. B. Pin. 195. ou *arum officinarum*, Lob. Icon. 597. *Gigerum, ſeu gigarum vulgò* Coeſalp. 226. en François *pied de veau*; il y en a pluſieurs autres eſpeces, mais on n'employe ordinairement que celle-ci, ou bien l'*arum vulg. non maculatum*. C. B. 195. *Ari primum genus*. Trag. 173.

Quoique toutes les propriétés de l'*arum* paroiſſent réunies dans la racine; cependant les feuilles, la tige, ainſi que le piſtil ne ſont pas deſtitués de vertu. J'ai même employé ſes feuilles en infuſion avec beaucoup de ſuccès, dans les aſthmes où l'humeur bronchiale ſe trouve épaiſſie.

liqueurs

liqueurs, qui conſtitue une de ces mala-dies principes, que Boerhaave a ſaiſi avec tant de juſteſſe & de préciſion, & que M. Ferrin nous a développé dans ſes leçons avec cette ſagacité qui lui eſt ordinaire. La racine d'*arum* renferme en elle-même tout ce qu'il ſaut pour combattre cet hydre avec un avantage ſupérieur. On trouve dans cette plante (*a*) un *ſel volatile concret* très-abondant, retenu par une partie acide (*b*), & des portions mucilagineuſes tellement unies entr'elles, qu'il en réſulte un ſavon naturel (*c*), capable de pénétrer les liqueurs ſans les troubler, de rouler dans les vaiſſeaux les plus fins, & d'y exciter de légers mouvemens oſcillatoirs, ſans les irriter ni les mettre en ſpaſme; enfin cette matiére ſavoneuſe eſt propre à réſoudre & à affiner cette viſcoſité des

(*a*) Voyez les Memoires de l'Académie Royale des Sciences de Paris.

(*b*) La racine fraîche rougit promptement & vivement le papier bleu; j'ai même obſervé qu'elle en détruit entiérement la couleur, enſorte que le papier qui en a été frotté redevient blanc.

(*c*) Dans le Bas-Poitou, les femmes de la campagne blanchiſſent leur linge avec les tiges de cette plante réduites en une eſpece de pâte. M. Tournefort.

humeurs, qui entraîne infailliblement après elle tant & de si grands maux. *Hinc coctiones, circuitus, secretiones, excretiones, motus vitales, naturales, animales omnes perturbantur, undè suffocatio, mors* (a). Aussi notre grand & profond Médecin Hollandois, qui possédoit si éminemment les facultés des remédes, recommande-t'il fréquemment l'usage de cette plante. J'ai en mon particulier souvent ordonné ce remede; & toujours utilement, dans les circonstances où je remarquois la présence du *glutinosum spontaneum*, ou du *fœtidum pingue*. La cure de ce dernier vice entr'autres est d'autant plus difficile, qu'elle exige souvent des combinaisons dans l'emploi que l'on feroit de la racine d'*arum*; & cela à proportion que l'alkali qui se rencontre ordinairement dans ce genre d'altération des liqueurs, est plus ou moins dominant.

Si d'un côté les salutaires effets que j'ai observé dans la racine d'*arum*, m'ont confirmé dans la bonne opinion qu'en avoient nos grands Maîtres, je m'étois aussi assuré par l'examen analytique de ce végétal, que c'étoit véritablement un composé savoneux & gommeux, tra-

(a) Boerhaave, aphor. 73.

vaillé avec beaucoup d'art par les soins de la nature, & bien capable d'opérer les bons effets rapportés ci-dessus. Mais il faut éviter avec soin de décomposer cette racine par l'expression, ainsi qu'on a coutume de le faire pour en avoir la fécule; car par une telle méthode, on sépare & l'on rejette comme inutile une substance liquide, qui étant évaporée, fournit une matiére véritablement gommeuse aigrelette, qui renferme peut-être les principales vertus de ce précieux remede, ou au moins le correctif des sels acres qui entrent dans la composition de cette plante. Cependant comme il peut se trouver encore dans la fécule quelque propriété capable d'augmenter la vertu du mixte, il est plus sûr & plus utile de le laisser tel qu'il est sorti des mains du Créateur.

Quoique cette plante me paroisse mériter la préférence sur une infinité de remédes renfermés dans la classe des incisifs, je ne prétends pas pour cela donner l'exclusion à tant d'autres, qui à cet égard pourroient avoir sur elle quelque avantage : par exemple l'oignon de Scile, si recommandé par Hippocrate dans une infinité de maladies, a quelque chose de merveilleux pour inciser

oignon De Sila bon insisive

les viſcoſités des premiéres voies, & même les évacuer ſoit par haut, ſoit par bas : ce remède porte cependant avec lui une amertume (*a*) d'un certain caractere, qui le rendra toujours ſuſpect pour les ſecondes voies, s'il n'eſt administré avec beaucoup de ménagement & de circonſpection, ſur-tout dans des Sujets dont le genre nerveux eſt extrêmement ſenſible. Je puis même dire avoir vû de très-bons effets de cet inciſif, dans les maladies que Boerhaave déſigne ſous la dénomination de *morbi à glutinoſo ſpontaneó*, en le donnant à des doſes très-modiques, comme à quart de grain ou demi grain ; ſouvent même il eſt néceſſaire de le joindre à quelqu'autre remède capable d'en modérer l'action.

(*a*) J'ai obſervé que les lames de cet oignon bouillies à grande eau, & à plus de vingt repriſes, communiquoit à l'eau une très-grande amertume, jusqu'à la derniére ébullition incluſivement, & qu'il réſultoit de toutes ces ébullitions évaporées, une ſubſtance liquide d'une amertume in[illegible]able.

FIN.

L'Hiſtoire de la Maladie de la femme Supiot, ſe trouve à Paris, chez la Veuve Quillau, rue Galande, & chez Delaguette, rue S. Jacques.

Rhumatisme scorbutique 59 et 62
arum 72 ; 3 oignon de Scille 75

www.ingramcontent.com/pod-product-compliance
Ingram Content Group UK Ltd.
Pitfield, Milton Keynes, MK11 3LW, UK
UKHW021221230726
13926UKWH00003B/1152